Dennis Sandig & Hanna Sandig

Warum Diäten Fallen sind und Sport allein auch nicht schlanker macht

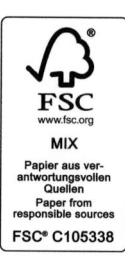

Bibliografische Information der Deutsche
Nationalbibliothek:

Die Deutsche Nationalbibliothek verzeichnet
diese Publikation in der Deutschen
Nationalbibliografie; detaillierte
bibliografische Daten sind im Internet über
http://dnb.dnb.de abrufbar.

Herstellung und Verlag:

BoD – Books on Demand, Norderstedt

ISBN - 9783734741104

Einleitung

Es ist sicher keine ganz neue Information mehr: Ditäten machen dick. Gerade Frauen sind oftmals in der Ditätfalle gefangen und werden getrieben von JoJo-Effekt und langfristig problematischen Veränderungen des Stoffwechsels. Je einseitiger eine Diät ist, desto größer ist die Gefahr, dass die phasenweise karge Ernährungsform zu einem höheren Gewicht führt. Ein Teufelskreis, der nur schwer zu durchbrechen ist. Mangelernährung und die dadurch reduzierte Stoffwechseltätigkeit führt dazu, dass Sie immer weniger essen und trotzdem immer wieder schneller zunehmen. Auf der anderen Seite wollen uns Fitness-Anbieter und Sportpropheten immer noch die 14 Tage Bikini Figur mit Sportprogrammen à la Zumba, CrossFit und PowerPlate versprechen. Daran, dass Sport allein oder ein Ditätprogramm für sich genommen sie zu Ihrem Wohlfühlgewicht und körperlicher Fitness führt, haben viele Menschen zurecht den Glauben verloren. Für einen gesunden Körper gilt es vor allem eines zu Vermeiden: Einseitigkeit. Sowohl in Bezug auf Ihre Ernährung als auch auf Ihre Bewegung gilt: weder sollten Sie Fette extrem meiden. Bewegung hingegen ist wertvoll und wichtig - wenn Sie richtig damit umgehen.

Auf einen Blick

- Ihr Energieverbrauch
- Entlarvt: Wieviel Energie verbrauchen Sie wirklich?
- Wie Sport und Ernährung Ihnen beim Abnehmen helfen

Das Internet ist ein Quell an Information und Wissen aber auch für Halbwissen und Unwahrheiten. Gerade in Bezug auf Abnehmen finden sich nahezu unerschöpflich viele Quellen. So spuckt die Suchmaschine Google auf das Suchwort „Diät" mehr als 19 Millionen Treffer aus. Beim Stichwort „Abnehmen" sind es sogar 25,6 Millionen Treffer. Zwischen überflüssigen Inhalten und belegtem Wissen zu unterscheiden, fällt da schwer. In diesem Artikel möchte ich Ihnen einige wichtige Fakten zum Thema Abnehmen präsentieren!

5

Mythos: Sport macht schlank

Dass Sie allein durch das Sporttreiben Ihr Körpergewicht reduzieren können, ohne dass Sie auch Ihre Ernährungsgewohnheiten hinterfragen, ist sehr unwahrscheinlich. Grundlegend gilt für das Abnehmen, dass Ihr Energieverbrauch insgesamt höher sein muss, als Ihre Energieaufnahme. Wenn Sie abnehmen wollen müssen Sie schlichtweg mehr Energie verbrauchen, wie Sie durch essen wieder zuführen. Aber Vorsicht: wenn Sie es übertreiben und die Energiezufuhr stark drosseln nimmt Ihnen Ihr Körper das übel. Ist das Energiedefizit zu groß reduziert sich Ihr Energieverbrauch in Ruhe. Ihr Körper schaltet sozusagen den „Sparmodus" und und sobald Sie wieder „normal" Energie zuführen, werden erst einmal die Fettspeicher wieder ausgiebig gefüllt. Wer glaubt diesen evolutionären Überlebensschutz austricksen zu können irrt gewaltig. Diäten machen Dick - nur so konnte die Menschheit Dürren und Hungerperioden überleben. Sollten Sie also statt „Diät" zu halten einfach mehr Energie verbrauchen? Sport treiben bis zur Verausgabung?
Wenn Sie einmal zusammenzählen, wie viel

Energie Sie durch Sport zusätzlich zu Ihrem täglichen Energieverbrauch „verbrennen", werden Sie auf sehr ernüchternde Zahlen kommen. Ohne Anstrengung und Fleiß werden Sie nicht sehr weit kommen. Schon allein der empfohlene Energiemehrverbrauch für die Wirkung von Sport zur Prävention ist gar nicht so gering. Um Herz-Kreislauferkrankungen vorzubeugen sollten Sie laut Weltgesundheitsorganisation (WHO) rund 3500 kcal. pro Woche zusätzlich verbrauchen. Diese stolze Summe wird auch in Fitnessstudios nicht von vielen Sportlern erreicht. Allein die Mitgliedschaft in einem Fitnessstudio oder einem Sportverein wird Ihnen noch nicht viel helfen, wenn Sie abnehmen möchten. Es kommt vielmehr auf Ihre Trainingszusammensetzung und Ihren Trainingsplan an, der auf Ihre Ernährung abgestimmt sein muss. In der folgenden Tabelle erhalten Sie einen Überblick zu sportlichen Leistungen und den entsprechenden Energieverbrauch.

	Frau, 80 kg Energieverbrauch/ Stunde (in kcal.)	Mann, 90 kg Energieverbrauch/ Stunde (in kcal.)
Step-Aerobic	508	572
Joggen (7min/ 1000m)	652	736
Radfahren 25 km/h	816	920

Wenn Sie nun 1 Stunde bei einer moderaten Geschwindigkeit von 7 Minuten pro 1000 Metern laufen gehen, verbrauchen Sie als Frau bei einem Körpergewicht von 80 kg 652 Kilokalorien. Sport treiben kann zu etwas gesteigertem Appetit führen. Eine Scheibe Vollkornbrot mit Salami und ein Glas Apfelsaftschorle entsprechen bereits rund 580 Kcal. Nicht allein eine auffällige Kalorienbombe, wie eine Pizza oder ein Glas Limonade kann also Ihre sportlichen Ambitionen konterkarieren sondern schon die Alltagsportionen Ihres Essens.

Tipp: Mit einer Pulsuhr oder einer App für Ihr Smartphone, können Sie Ihre Trainingsbelastungen aufzeichnen. So haben Sie einen Überblick zu Ihrem Training.

Sport allein hilft nur bedingt!

Wie Sie anhand der beispielhaften Rechnungen sehen können, bringt Ihnen Sport allein nicht viel! Hinzu kommt, dass viele Sportler nicht wissen, wie ein Training inhaltlich aussehen kann. Auf der einen Seite ist mittlerweile bekannt, dass es einen Fettverbrennungspuls nicht gibt, da die relative Fettverbrennung von der absoluten Fettverbrennung unterschieden werden muss. Das bedeutet, dass Ihr Körper auch bei höheren Intensitäten als bislang angenommen, Energie aus Fetten bereitstellen muss. Je höher Ihre Trainingsintensität ist, desto höher wird auch Ihr Energieverbrauch sein. Daraus den Rückschluss zu ziehen, dass die Trainingsbelastung nun so hoch und so lange wie möglich aufrecht erhalten werden muss, widerspricht jeder langfristig ausgerichteten Trainingsplanung und kann schnell zu Überlastungen und Verletzungen führen.

Im Bereich des Abnehmens sind verschiedene Moden und Trends erkennbar: Empfahl man in den 80er und 90 er Jahren in erster Linie ein moderates Ausdauertraining bei niedrigen Intensitäten, wird aktuell oftmals ein Hochintensives Intervalltraining empfohlen. Dies wird begründet mit der Annahme, dass so der Energieverbrauch höher liegt, wie bei einem vergleichbaren, moderaten Training. Zwar ist diese Grundannahme nicht falsch, allerdings kann ein Sporteinsteiger - und darum handelt es sich bei Menschen mit überhöhtem Gewicht meistens - bei zu hohen Intensitäten sehr schnell mit Überlastungsschäden und Übertrainingssymptomen reagieren. Auch das oftmals empfohlene hochintensive Intervalltraining (HIT) ist keinesfalls die Lösung, als die es immer wieder verkauft wird. So wissen wir aus dem Leistungssport, dass zu große Anteile von hochintensivem Intervalltraining zu Überlastungen und einem sogenannten „Unfunctional Overreaching" führen können. Ihre Leistungsfähigkeit sinkt so durch zu hartes Training langfristig.

Wie Sie sehen, sollten Sie immer sehr vorsichtig sein, wenn ein „Sportprophet" von der „besten" oder „effektivsten" und „einzig wahren" Trainingsmethode spricht! Training ist so individuell, wie Ihr eigener Fingerabdruck, so dass es „DIE" Methode per se nicht geben kann. Grundlegend sollte ein Trainer immer erst einmal Ihren Leistungs- und Fitnesszustand messen, um dann die Inhalte für Ihr Training bestimmen zu können. Zum Abnehmen empfiehlt sich eine Kombination aus Kraft- und Ausdauertraining, das langfristig periodisiert und inhaltlich abgestimmt sein muss.

Ihre Energiebilanz als wichtiger Faktor
auch die postulierte Annahme, dass bestimmte Lebensmittel nur abends oder morgens aufgenommen werden, entbehrt jeglicher Grundlage. Hormonelle Rückkopplungen aufgrund einer zeitlichen Präferenz der Nahrungsaufnahme sind eher gering und bezogen auf eine angestrebte Gewichtsreduktion zu vernachlässigen. Wenn Sie nun beispielsweise Kohlenhydrate nur morgens aufnehmen, aber dadurch zu viel Energie zuführen, ist die zeitliche Reihenfolge für Ihren Körper unerheblich: Sie nehmen nicht ab, wenn Ihre Energiebilanz positiv ist, ganz unabhängig davon, ob Sie vor oder nach 18 Uhr Kohlenhydrate aufnehmen oder nicht. Bezogen auf die Energiebilanz ist es deshalb

auch nicht ratsam, einzelne Tage zu betrachten. Vielmehr sind Zeiträume von 5 - 7 Tage empfehlenswert, wenn es darum geht eine Übersicht zu erhalten.

Ernährungsberater lassen so häufig Protokolle über eine Woche ausfüllen, um dann softwaregestützt die Energieaufnahme zu analysieren und einen Überblick zur Nahrungsaufnahme zu erhalten. Im Anschluss an eine solche Bestandsaufnahme sollten Sie Ihre Basisernährung grundlegend anpassen. Es kann nicht das Ziel sein über begrenzte Zeiträume „Diät" zu halten, sondern es geht darum eine Ernährungsform zu finden, bei der Sie sich langfristig wohl fühlen, mit wichtigen Nährstoffen versorgt werden und nicht „hungrig" leben müssen.

Nur langfristige Lebensstilinterventionen garantieren gesundes Abnehmen.

Diätformen mit kommerziellem Hintergrund sollten Sie auf jeden Fall hinterfragen. Weder sind „Eiweißpräparate" dazu nötig, noch sollten Sie sich „Globuli" oder andere „Diätmittelchen" verkaufen lassen.

Blutanalysen, die zeigen sollen, ob Sie bestimmte Lebensmittel essen sollten und im Ergebnis von „verträglichen" und

„unverträglichen" Lebensmitteln sprechen sind reines Marketing und entbehren jeglicher wissenschaftlichen Grundlage. Dabei werden Fakten mit Übertreibungen und Unwahrheiten gemischt. Klar gibt es Menschen, die Unverträglichkeiten entwickeln. Das bedeutet jedoch nicht, dass diese „Information" aus einem Blutstropfen zu entnehmen wäre. Anhand einer einzelnen Blutanalyse lassen sich solche Aussagen nicht treffen. Halten Sie bei Verdacht auf eine Unverträglichkeit Rücksprache mit einem Ernährungsmediziner und verlassen Sie sich bitte nicht auf Heilpraktiker oder Fitnesstrainer. Erfolgversprechend ist es grundlegend, vielmehr, sich mit der Energiedichte und dem Energiegehalt von Nahrungsmitteln auseinanderzusetzen[1].

Ruheumsatz und Leistungsumsatz
Grundlegend interessant ist, den eigenen Ruheumsatz bestimmen zu lassen. Je nachdem, wie aktiv Sie sind und über wie viel Muskelmasse Ihr Körper verfügt, steigt oder sinkt Ihr Grundumsatz. Dieser Grundumsatz beschreibt dabei, wie viel Energie Ihr Körper im unbekleideten Zustand

und mindestens 12 Stunden nach der letzen Nahrungsaufnahme im Liegen verbraucht. Die Außentemperatur muss dabei zwischen 20 und 28 Grad Celsius liegen. Neben dem Alter, dem Klima, Ihrer individuellen Hormonregulation spielt auch Ihr Gewicht und Ihre Größe eine gewisse Rolle, so dass pauschale Formeln zum Berechnen der Grundmodalitäten durchaus deutlich an der Wirklichkeit vorbei gehen können. Aufgrund der genannten Messmodalitäten wird in der Praxis eher der Ruheumsatz gemessen. Dieser gibt ebenfalls den Minimalbedarf des Menschen zum Erhalten der Körperfunktionen an, wird jedoch unter weniger strengen Bedingungen gemessen. Das Messen des Ruheumsatzes kann mit Hilfe einer Spirometrie in Ruhe erfolgen. Dabei wird Ihre Sauerstoffaufnahme und Ihre Kohlendioxidabatmung gemessen und ein möglichst gleichbleibendes „steady state" dieser Werte gesucht. Anhand dieser Daten wird im Rahmen der indirekten Kaloriemetrie der Energieverbrauch in Ruhe bestimmt. Ob das Messen dieser Daten grundlegend von Bedeutung ist, wird unter Ernährungsberatern kontrovers diskutiert. Auf der einen Seite kann es eine Möglichkeit sein, anhand des Energieverbrauchs in Ruhe und dem zusätzlichen Leistungsverbrauch die Ernährung feiner abzustimmen. Auf der anderen Seite bleibt der Grundsatz, dass eine ausgewogene Basisernährung mit leicht reduziertem Kohlenhydratanteil die Grundlage für gesundes Abnehmen darstellt. Die Puristen unter den Sport- und Ernährungswissenschaftlern führen deshalb an, dass es unerheblich sei, Verbrauch und Aufnahme auf wenige Kalorien genau hin vorauszusagen, sondern dass einfach ein Defizit erreicht werden muss.

Abnehmen und Hungern

Wer abnehmen möchte, muss weniger Kalorien zuführen, wie er "verbraucht". So einfach klingt zunächst einmal die Theorie. Richtig ist dies jedoch nur zum Teil: wird das Kalorien-Defizit zu groß, reagiert der Körper mit verschiedenen "Regulationsmechanismen", um die vermeintliche "Hungersnot" überstehen zu können. Keinesfalls ist es so, dass der Körper automatisch "Fett" verbrennt, nur weil die Energiezufuhr reduziert ist. Viel wichtiger wie das Zählen von Kalorien, scheint beim Thema "Abnehmen" die

Zusammensetzung der Nahrung zu sein - also das Verhältnis von Fetten, Kohlenhydraten und Proteinen. Wird die Energieaufnahme zu stark reduziert, senkt der Körper seinen "Energiebedarf" in Ruhe, in dem der Proteinumsatz steigt. So wird aktive Muskelmasse reduziert. Gleichzeitig sorgen hormonelle Rückkopplungen dafür, dass katabole (abbauende) Stoffwechsellagen überwiegen, während anabole (aufbauende) Prozesse zurückgefahren werden. In der Folge sinkt der Energieverbrauch in Ruhe stetig, so dass schon eine geringere Energiezufuhr zu einem Energieüberschuss führen kann. Das liegt daran, dass die "Aktivität" der Muskulatur und die Stoffwechselleistung sinkt und so **in Ruhe weniger Energie** benötigt wird.

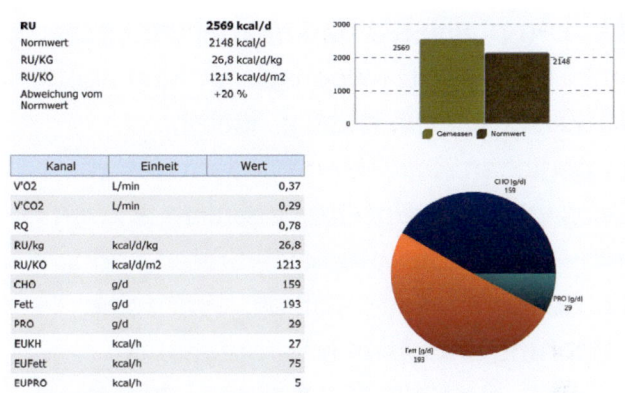

	RU		2569 kcal/d
	Normwert		2148 kcal/d
	RU/KG		26,8 kcal/d/kg
	RU/KÖ		1213 kcal/d/m2
	Abweichung vom Normwert		+20 %

Kanal	Einheit	Wert
V'O2	L/min	0,37
V'CO2	L/min	0,29
RQ		0,78
RU/kg	kcal/d/kg	26,8
RU/KÖ	kcal/d/m2	1213
CHO	g/d	159
Fett	g/d	193
PRO	g/d	29
EUKH	kcal/h	27
EUFett	kcal/h	75
EUPRO	kcal/h	5

Verbesserter Fettstoffwechsel Dank
optimaler Ernährung - erhöhter Ruheumsatz
dank Trainingsintervention

Viele Strategien greifen viel zu kurz!

Immer wieder kommen Menschen zu uns
und berichten, dass sie die Kohlenhydrate
am Abend weglassen. Diese Strategie ist zu
kurz gedacht, da es eben auf längere
Zeiträume ankommt. Esse ich Abends wenig
(keine KH ist grundlegend nicht zu
empfehlen und auch kaum umsetzbar)
Kohlenhydrate, dafür jedoch Mittags und
Morgens sehr viele, ist der Gesamtanteil
über den Tag verteilt dennoch "hoch".
Trotzdem kann es sinnvoll sein sie abends
stark zu minimieren. Während der langen

17

Nüchternphase bis zum morgen steigt der Anteil des Fettstoffwechsels. Folgen nach dem Abendessen keine größeren körperlichen Aktivitäten sondern das zu Bettgehen benötigt der Organismus auch keine Energie aus Kohlenhydraten - sprich der Zeitpunkt bietet sich an. Wer seine Ernährung anpassen oder optimieren möchte, muss alle Mahlzeiten einbeziehen und darf sich nicht auf einzelne Gerichte konzentrieren. Außerdem kann pauschal "Kohlenhydrate reduzieren" auch nicht als "besonders vorteilhaft" gesehen werden. Ist die Alltagsbelastung hoch bzw. stehen hohe Trainingsintensitäten auf dem Plan, sollten eben gerade Kohlenhydrate zugeführt werden. Sie sind ja nicht giftig, sondern eine wichtige Energiequelle.

Es geht eben bei der Ernährung darum den Bedarf und die Zusammensetzung abzustimmen - individuell auf die Belastung und die Anforderungen. Pauschale Vorgaben funktionieren in der Ernährung genau so wenig wie im Training.

So essen Sie richtig: der optimale Zeitpunkt
Das Thema Ernährung gehört genauso zum sportlichen Erfolg wie ein persönlicher

Trainingsplan. Die meisten Sportler verfügen über ein gewisses Know-how was gesunde Lebensmittel anbelangt. Doch „wann" sollten Sie „was" essen, um die bestmögliche Leistung zu erbringen? Neben der Frage, was man vor, während und nach dem Training essen sollte, existieren auch, je nach Sportart, unterschiedliche Empfehlungen für die Basisernährung. Lesen Sie im Folgenden wie Sie von einer optimierten Ernährungsstrategie profitieren.

Auf einen Blick:
- Wann esse ich - intelligente Zeitpunkte der Nahrungsaufnahme
- Allgemeine Ernährungstipps für die Basisernährung
- Mahlzeitenbeispiele für die kohlenhydratreduzierte Basisernährung

Bevor Sie sich überlegen, welche Lebensmittel auf ihren Speiseplan gehören, müssen Sie auch Ihre Lebensweise in Bezug auf körperliche und auch geistige Beanspruchung und Stress miteinbeziehen. Leben Sie einen stressfreien Alltag und üben einen Job mit sitzender Tätigkeit aus? Oder arbeiten Sie zwar am Schreibtisch, Ihr Job verlangt Ihnen jedoch geistig und emotional einiges ab? Arbeiten Sie mit körperlicher Belastung oder sogar im Schichtdienst? Egal ob Sie Hausfrau/mann sind, sich um Ihre Kinder kümmern oder Kinder und Job parallel stemmen – Sie sehen, Ihr Leben rund um Ihr sportliches Training muss bei Ernährungsfragen grundlegend auch beachtet werden.

Der Stellenwert der Hauptnährstoffe

Vor dem gesundheitlichen Hintergrund ist eine eiweiß-fettbetonte Ernährungsweise grundsätzlich anzuraten. Neben Fetten und Eiweißen sind Kohlenhydrate der einzige nicht essentielle Hauptnährstoff. Das bedeutet, dass Sie auch ohne die Zufuhr von Kohlenhydraten überleben können, ohne krank zu werden. Dies ist bei Fetten und Eiweißen nicht der Fall. Sie sind für Ihren Organismus lebensnotwendig. Kohlenhydrate liefern dafür sehr schnell viel Energie. Sie können aerob sowie anaerob verstoffwechselt werden, was bezüglich der Energiebereitstellung gegenüber den Fetten einen großen Vorteil darstellt. Fette werden zur Energiegewinnung ausschließlich aerob verstoffwechselt. Das zeigt, dass es nicht ratsam ist, Kohlendrate gänzlich vom Speiseplan zu streichen. Gerade Sie als Sportler profitieren von Ihnen und sind während intensiven sportlichen Belastungen auf sie angewiesen. Jedoch sollten Sie einmal über Aufnahmezeitpunkte und - mengen nachdenken. Denn ein Zuviel an Kohlenhydraten wird mit Übergicht und ernährungsbedingten Zivilisationskrankheiten wie Diabetes, Bluthochdruck, der koronaren Herzkrankheit etc. in Verbindung gebracht. Führen Sie Ihrem Organismus zu viel Energie in Form von Kohlenhydraten zu, wandelt er diese um und speichert die Energie in Form von Fett. Konkret bedeute das: Passen Sie Ihre Ernährungsweise den Intensitäten Ihres Lebens an! Essen Sie immer dann vermehrt Kohlenhydrate, wenn intensive oder schnellkräftige Belastungen im Sport, an Ihrem Arbeitsplatz oder bei Freizeitaktivitäten anstehen. Körperlich hart arbeitende Menschen wie Handwerker, Mechaniker, Bauarbeiter oder Landwirte benötigen logischerweise mehr Energie als

Menschen mit sitzender Tätigkeit und vertragen somit auch mehr Kohlenhydrate.

Bei extensiven Belastungen im Training oder wenn Sie beispielsweise mit dem Rad zur Arbeit fahren, reicht der Kohlenhydratanteil der eiweiß-fettbetonte Ernährungsweise vollkommen aus! Das gilt auch für überwiegend
- sitzende oder
- stehende
berufliche Tätigkeiten.

Wann Sie am besten Essen
Neben der Zusammensetzung Ihrer Mahlzeiten sind auch die Zeitpunkte der Aufnahme von Bedeutung. Grundsätzlich ist es ratsam, 3 Mahlzeiten am Tag zu sich zu nehmen. Auf den Sport bezogen, sollte drei Stunden vor einer Trainingseinheit die letzte große Mahlzeit gegessen werden. Ergänzend kann optimalerweise eine Stunde vor der Belastung noch ein Snack gegessen werden. Je nach anstehender Belastungsintensität müssen diese Mahlzeiten entweder kohlenhydratbetont oder eiweiß-fettbetont sein. Bei langen Trainingseinheiten, die intensive Belastungen enthalten, ist zusätzlich eine

Energieaufnahme während des Trainings ratsam. Direkt nach dem Training ist es sinnvoll, den Flüssigkeitshaushalt wieder aufzufüllen und je nach Situation ein Getränk, das neben Eiweißen auch Kohlenhydrate enthält, zu sich zu nehmen. Innerhalb von zwei Stunden nach dem Training sollte die nächste große Mahlzeit erfolgen. So die Theorie. In der Praxis ist dies jedoch meist schwer umzusetzen. Neben Familie und Beruf ist es oft schon schwierig, mehrere Stunden Training zu platzieren. Kommt die Mahlzeitenorganisation hinzu, muss zwangsläufig vom theoretischen Optimum abgewichen werden. Aber – machen Sie das Beste daraus. Wenn Sie ein paar Tipps befolgen, liegt Ihrem sportlichen Erfolg nichts im Wege. Wichtig ist es, sich nicht zu starken Blutzuckerschwankungen auszusetzen. Lassen Sie es nicht zum berühmten Hungerast kommen und essen Sie rechtzeitig einen geeigneten eiweißreichen langsättigenden Snack. Essen Sie auf jeden Fall eine Stunde vor dem Training nichts mehr. Egal wie sich Ihr Tag gestaltet, starten Sie immer mit einem angemessenen Frühstück. Liegen mehr als 5 Stunden zwischen dem Frühstück und der

Möglichkeit, Mittag zu essen, können Sie die Zeit mit einem geeigneten Snack überbrücken.

Ernährungstipps für einen besseren Alltag
Versuchen Sie, an trainingsfreien Tagen nur drei Mahlzeiten am Tag zu essen. Dadurch aktivieren Sie die Fettverbrennung und vermeiden unnötige Blutzuckerspitzen. Verzichten Sie abends komplett auf Kohlenhydrate (Brot, Kartoffeln, Nudeln, Süßigkeiten...), sollten direkt am nächsten Morgen keine intensiven Belastungen auf dem Plan stehen.
Kombinieren Sie schlau: Essen Sie bei jeder Mahlzeit eine große Portion stärkearmes Gemüse und Obst, kombinieren Sie immer mit eiweißreichen Lebensmitteln wie Fleisch, Fisch, Milchprodukten, Hülsenfrüchten und wertvollem Fett aus Ölen, Butter, Nüssen.
So erreichen Sie bei einem großen Nahrungsvolumen eine große Nährstoffdichte mit niedriger Energiedichte und lang anhaltender Sättigung.
Vermeiden Sie in der Basisernährung die Kombination von Kohlenhydraten mit Fett wie zum Beispiel bei Pizza, Nudeln mit

Sahnesoße, Brot mit Butter... Solche Gerichte liefern meistens wenig Nahrungsvolumen, viel Energie und machen dazu nicht lange satt.

Sollten Sie zwischendurch Hunger bekommen, greifen Sie am besten zu:

einer Handvoll Nüsse (gesalzen oder ungesalzen)

1-2 Scheiben Käse

3-4 Scheiben roher Schinken um Gewürzgürkchen gewickelt

1 Obst mit einem Naturjoghurt

4-6 Tomate-Mozzarella Sticks

1 hartgekochtes Ei

1 Glas Milch

200 g Hüttenkäse mit Gewürzsalz

Sollten Sie gerne etwas naschen wollen, dann machen Sie dies am besten direkt nach einer Hauptmahlzeit. So zählen die Kohlenhydrate dazu und verursachen nicht so große Blutzuckerschwankungen.

Vermeiden Sie Lightprodukte!!! Greifen Sie bei Milchprodukten zur Vollfettstufe. Die meisten Milchprodukte sind per se fettarm. Außerdem liefern Vollfettprodukte wertvolle Fettsäuren!

Trinken Sie ca. 1,5 Liter Wasser täglich (auch Kaffee in Maßen zählt zur

Flüssigkeitsaufnahme). Nehmen Sie Ihre Energie lieber in Form von fester Nahrung zu sich.

Leckere Alternativen zu kohlenhydratreichen Speisen

Im Folgenden finden Sie einen Beispieltag für Ihre Basisernährung mit eiweiß-fettbetonter Kostform. Die Rezepte sind jeweils für eine Person und liefern pro Tag insgesamt zwischen 60-80 g Kohlenhydrate.

Frühstück

Apfel-Zimt Quark mit Mandeln
1 Apfel (Boskop) schälen, halbieren und entkernen. Die eine Hälfte klein schneiden, zu einem Mus pürieren und mit 1 TL Zitronensaft beträufeln. Die andere Hälfte würfeln, ebenfalls mit 1 TL Zitronensaft beträufeln. 180 g (ca. 6 EL) Magerquark mit 2 EL kohlensäurehaltigem Wasser cremig rühren. Das Apfelmus und 1/2 TL Zimt unterrühren und in eine Schale füllen. 1 EL Heidelbeeren und die restlichen Apfelstücke zum Quark geben. 1 EL Mandelsplitter darauf verteilen. Dazu trinken Sie einen Kaffee mit etwas Milch oder Tee.

Mittagessen:

Schnitzeltopf mit Paprika-Zwiebel-Rahm

2 rote Zwiebeln (120 g), 1 rote Paprika, 1 TL Rapsöl, 150 g Schweineschnitzel, 1 TL Butterschmalz, 2 EL Schmand, 100 ml fettarme Milch, 1 TL Senf, 1 EL Röstzwiebeln, 20 g geriebener Emmentaler 45% Fett i.Tr.), Salz und Pfeffer nach Geschmack. Etwas Butter zum Einfetten. Backofen auf 200 ° (180 ° Umluft) vorheizen. Zwiebeln häuten und in feine Ringe schneiden. Paprika waschen und in sehr feine Streifen schneiden. In einer beschichteten Pfanne das Öl erhitzen und die Zwiebel- und Paprikastreifen darin ca. 7 Minuten anbraten, mit Salz und Pfeffer würzen und herausnehmen. Das Schnitzel kalt abbrausen und trockentupfen. Mit Salz und Pfeffer würzen.
Butterschmalz in der Pfanne zerlassen und das Fleisch von allen Seiten kurz anbraten. Eine kleine Auflaufform mit Butter einfetten. Schmand, Milch, Senf und Röstzwiebeln vermengen. Das Fleisch in die Auflaufform legen. Zwiebel-Paprikagemisch gleichmäßig darüber verteilen und mit der Milch übergießen. Geriebenen Emmentaler

darüber streuen und im Backofen 45
Minuten backen.

Abendessen:

Eier-Pizza mit Romanasalat
3 EL geschälte Tomaten aus der Dose, 1/2
TL getrockneter Oregano, 1/2 TL frischer
gehackter Basilikum, 2 EL Olivenöl, 1/2
Zwiebel, 15 g gekochter Schinken, 20 g
Mozzarella, 2 Eier, 2 EL Milch, 2 EL Wasser
mit Kohlensäure, 1 TL Butter, 1 Tomate, 15
g geriebener Emmentaler, 100 g
Romanasalat (ca. 1 Kolben), 1
Frühlingszwiebel, 2 EL heller
Balsamicoessig, , 1/2 TL Dijon-Senf, 1/2 TL
Honig, Salz und Pfeffer nach Geschmack.
Den Backofen auf 200 ° (180 ° Umluft)
erhitzen. Geschälte Tomaten mit Oregano,
Basilikum, Olivenöl verrühren und mit Salz
und Pfeffer abschmecken. Die Zwiebel
häuten und in feine Ringe schneiden. Den
Schinken würfeln und den Mozzarella in
Scheibchen schneiden. Die Eier in einer
Schüssel mit der Milch und dem
Mineralwasser verquirlen. Mit Salz und
Pfeffer würzen. In einer Pfanne die Butter

zerlassen, das Ei eingießen und bei geschlossenem Deckel stocken lassen. Wenn die untere Seite goldbraun ist, das Omelette auf einen feuerfesten Teller gleiten lassen und die Oberseite mit Tomatensoße bestreichen. Die Tomate waschen, in Scheiben schneiden und auf dem Omelette verteilen. Dann mit Mozzarella, Zwiebeln und Schinken belegen. Zum Schluss den Emmentaler darauf verteilen. Die Omelette-Pizza im Backofen 5 bis 7 Minuten auf oberer Schiene überbacken. In der Zwischenzeit Romanasalat waschen und klein zupfen. Frühlingszwiebel waschen und in feine Ringe schneiden. Beide Zutaten in eine Schüssel geben. Für das Dressing im Vinaigrette-Shaker Salz im Balsamicoessig durch kräftiges Schütteln lösen. 1 EL Olivenöl, Senf und Honig dazugeben und kräftig verschütteln. Wenn das Dressing zu dickflüssig ist, einfach mit etwas Wasser verdünnen. Das Dressing über den Salat träufeln, mit Salz und Pfeffer würzen und mit der Eier-Pizza servieren.

Fett macht nicht Fett! Ein Plädoyer für einen wichtigen Nährstoff

Unter den Zivilisationskrankheiten nimmt die Anzahl der Erkrankungen an ernährungsbedingten Krankheiten immer weiter zu. Nicht zuletzt aus diesem Grund lag es Nahe die seit Jahrzehnten bestehenden Ernährungsempfehlungen in Deutschland neu zu überdenken. Die altbekannten Angaben der DGE zum Verhältnis der Makronährstoffe in unserer Ernährung bekamen Konkurrenz. Heute zu Tage gibt es verschiedene Ansätze in denen das Nährstoffverhältnis zu Gunsten von Eiweiß und Fett in unserer täglichen Ernährung verschoben wurde. Was nun für wen am Optimalsten ist und der Gesundheit am Zuträglichsten wird in der Wissenschaft ohnehin kontrovers diskutiert. Auch unter Ausdauersportlern setzt man vermehrt auf eine Fett- Eiweißbetonte Ernährungsweise zur Steigerung der Ausdauerleistungsfähigkeit. Wir finden, höchste Zeit den Nährstoff Fett näher unter die Lupe zu nehmen und ihn von seinem schlechten Image zu befreien!

Auf einen Blick

- Fett – eine Kriminalgeschichte
- Macht Fett immer krank?
- Nützlich: Fett als Leistungsreserve

Keinem anderen Makronährstoff wurde in den letzten Jahrzehnten in dem Maße unrecht getan wie dem Nährstoff Fett. So konnte man regelrecht von einer Fett-Phobie sprechen die für viele von uns schon selbstverständlich war. Fallen Ihnen auch überwiegend negative Effekte ein wenn sie über Fett nachdenken? Traurig genug, wenn man bedenkt das Fett einen essentiellen Nährstoff darstellt, ohne den wir nicht leben können. Erst seit ein paar Jahren werden zahlreiche Stimmen laut, die sich dem Nährstoff mit neuen Aspekten nähern und ihm positive Effekte zusprechen. Und nicht nur das – sie befreien ihn vom dauerhaften Image des Bösen und dem Ruf der Gesundheit abträglich zu sein. Die Geschichte unserer Ernährungsempfehlungen in Deutschland reicht lange zurück. Sie wurde und wird geprägt von den Empfehlungen der Deutschen Gesellschaft für Ernährung (DGE) welche 1955 gegründet wurde. Offizielle Richtlinien deren Gültigkeit – kaum in Frage gestellt – in vielen Bereichen wie der Ernährungsberatung, Krankenkassenleistungen oder Teilen der Fachliteratur zu jedem Zeitpunkt oberste Maxime aufweisen. Richtlinien mit Auswirkungen auf die Lebensmittelindustrie und Politik. Solche Empfehlungen drastisch zu verändern kann in einem Machtgefüge mit unterschiedlichen Interessen und politischen Zwängen nicht von heute auf morgen geschehen. Wünschenswert wäre es - für Ihre Gesundheit! (1)

31

Fett zu unrecht verurteilt!

Die vermutlich frühesten nährstoffbezogenen Ernährungsempfehlungen stammen vermutlich vom niederländischen Physiologen und Arzt Jakob Moleschott. 1859 beschreibt er erstmals die Ernährungsweise einzelner Männer mit anstrengenden Tätigkeiten und veröffentlicht dies in der Wiener medizinischen Wochenzeitschrift. Moleschott kam auf einen Energiebedarf von 2.918 kcal tägl. mit einem Nährstoffverhältnis von 59 % KH, 26 % F und 18 % E. Auch andere Wissenschaftler beschrieben die Ernährungsweisen hart arbeitender Männer wobei es hier ausschließlich um Bestandsaufnahmen handelte. Erstmals beschäftigte man sich im Zuge der kriegerischen Zeiten Anfang des 20. Jahrhunderts mit dem minimalen Nahrungsbedarf für die Truppenverpflegung. Alle in dieser Zeit entstandenen Vorgaben bezogen sich auf den Erhalt der körperlichen Leistungsfähigkeit von hart arbeitenden Menschen und wiesen einen Fettanteil in der Ernährung von ca. 17 % bis maximal 33 % auf. 55-58 % sollten auf Kohlenhydrate entfallen und 13-18 % auf Eiweiß. Diese Vorgaben wurden mit der Zeit als Empfehlungen für die Alltagskost aller gesunden Menschen verstanden und blieben in Deutschland fast ein halbes Jahrhundert lang bestehen. In den Zeiten des zweiten Weltkrieges galt es trotz knapper Kost die Leistungsfähigkeit der Bevölkerung zu erhalten.

Hierbei waren Kohlenhydrate ein wertvoller nutzbringender Rohstoff. Nach dem Krieg jedoch in den Zeiten des Aufschwungs veränderte sich der Lebenswandel der Bevölkerung. Lebensmittel waren nicht mehr knapp, industriell hergestellte und verarbeitete Lebensmittel wie Fertigprodukte und Süßwaren eroberten den Markt. Die Menschen mussten weniger hart körperlich arbeiten und die Infrastruktur in Deutschland wurde ausgebaut. Alles veränderte sich, jedoch die Ernährungsempfehlungen nicht. Deutschland verzeichnet bis heute einen stetigen Anstieg von ernährungsbedingten Zivilisationskrankheiten. (1)

Der „böse" Nährstoff Fett

Die Fett-Phobie der letzten 30 Jahre schwappte in Deutschland von den USA herüber. Man bemerke: Eine konkrete Fettempfehlung tauchte dort erstmals 1974 auf und wurde von der American Heart Association (AHA) formuliert. Zuvor führte der stetige Anstieg von Herzinfarkten in der amerikanischen Bevölkerung und nicht zuletzt des damaligen Präsidenten Dwight D. Eisenhower dazu nach den Ursachen dieses „Killers" zu forschen. Stoffwechselstudien des Biochemikers Ancel Keys ließen ihn die These aufstellen, die Fette der Nahrung führen zu Herzinfarkt. Ohne Belege für einen Nutzen forderte er, die Amerikaner sollten ihren täglichen Fettverbrauch zum Schutze ihrer Gesundheit auf 30% der tägl. Kcal senken. So nahmen die Dinge ihren Lauf und es verfestigte sich das Bild von den schädlichen Fetten. In späteren Jahren in denen vereinzelte Wissenschaftler mit ihren Studien das Gegenteilige beweisen konnten kamen sie nicht mehr gegen die Fettpolitik an. Das Ganze gründete also auf einer Falschannahme die so plausibel erschien, dass sie über Jahre weiterverfolgt wurde.

Macht Fett krank?

Wer kennt sie nicht: Die Einteilung in „gute" Fette und „schlechte" Fette. Vor allem die gesättigten Fettsäuren bewertete man über Jahr hinweg negativ. Sie wurden bei hohem Verzehr für schlechte Blutfettwerte verantwortlich gemacht. Das das eine Fehleinschätzung ist musste auch die DGE in ihrer Fettleitlinie von 2006 einlenken. Die drei gesättigten Fettsäuren, nämlich Laurin-, Myristin- und Palmitinsäure, welche einen Einfluss auf den **Cholesterin**spiegel haben erhöhen nicht nur das vermeintlich schlechte LDL-Cholesterin sondern steigern auch das gute HDL-Cholesterin und senken die Triglyceride (Blutfette). Ein aussagekräftigerer Parameter als das LDL-Cholesterin als Risikofaktor für Herz-Kreislauf-Erkrankungen ist ohne hin das Verhältnis von Triglyceriden zum HDL-Cholesterin. Typisch für Millionen Menschen mit Übergewicht und Bewegungsmangel sind zu hohe Triglyceride bei zu niedrigem HDL-Cholesterin. LDL-Cholesterin ist per se nicht schlecht. Die Partikel des LDL-Cholesterin können groß und fluffig sein und somit

34

gesundheitlich unbedenklich. Sie können jedoch auch klein und dicht werden und für die Blutgefäße gefährlicher. Hier ist also nicht nur die Quantität zu beurteilen sondern auch die Qualität. Festzuhalten ist: Menschen die besonders viel gesättigte Fettsäuren essen haben keine verändertes Risiko für Herz- oder Hirninfarkte gegenüber Menschen mit einem geringen Verzehr. Zu diesem Ergebnis kamen bis auf ganz wenige Ausnahmen die Mehrzahl von Langzeitbeobachtungsstudien.

Trotz vieler Ungereimtheiten in Sachen Fett, Forschungsbedarf in der Wissenschaft und Aufklärungsbedarf der Bevölkerung ist man sich zumindest in zwei Punkten einig: Fette zu denen die Datenlage aussagekräftiger und einheitlicher ist sind die Omega-3- und die Transfettsäuren. Die Omega-3-Fettsäuren **EPA** und **DHA**, die in Makrelen, Lachsen, Heringen und Sardinen am meisten vorkommen, liefern eine überzeugende Datenlage für einen Schutzeffekt von Herz und Gefäßen. Allerdings ist auch hier einzuwenden, dass sich deutliche Schutzeffekte nur bei Menschen feststellen ließen, die ohnehin eine geringe Zufuhr hatte. Demgegenüber sind die Trans-Fettsäuren als Gesundheitsrisiko zu bewerten. Als ungesättigte Fettsäuren unterscheiden sie sich jedoch strukturell von den natürlichen ungesättigten Fettsäuren. Trans-Fettsäuren entstehen bei der industriellen Teilhärtung, wenn flüssige Öle zur Produktion von Streich-, Back- und Kochfetten verfestigt werden. Sie sind die

35

wirklichen Übeltäter. Sie erhöhen das LDL-Cholesterin, senken das HDL-Cholesterin, fördern Entzündungen und stören die Funktion der Blutgefäßwände. (1)

Fett-Physiolgie

Fette werden dem Körper über die Nahrung in Form von Triglyceriden zugeführt. Die Moleküle der Triglyceride bestehen aus dem Alkohol Glycerin und drei Fettsäuren. Einige der Fettsäuren können vom Organismus selbst gebildet werden. Es existieren jedoch auch solche die für den Körper essentiell (lebensnotwendig) sind und die über die Nahrung zugeführt werden müssen.

Je nach dem Vorhandensein von chemischen Doppelbindungen zwischen den Kohlenstoffatomen unterscheidet man zwischen gesättigten und ungesättigten Fettsäuren. Die Existenz einer oder mehrerer Doppelbindungen und die Lokalisation der ersten Doppelbindung ist entscheidend für die Qualität und Bedeutung des Fetts. Gesättigte Fettsäuren werden meist in großen Mengen mit der Nahrung aufgenommen. Sie sind jedoch nicht essentiell, das heißt der Organismus ist in der Lage sie selbst aufzubauen. Lebensmittel tierischer Herkunft wie zum Beispiel Sahne, Schweineschmalz, Fleisch oder Wurstwaren sind reich an gesättigten Fettsäuren.

Die ungesättigten Fettsäuren werden noch einmal in einfach und mehrfach ungesättigte Fettsäuren unterteilt. Ungesättigte Fettsäuren werden ebenfalls mit der Nahrung aufgenommen wobei die einfach ungesättigten Fettsäuren auch aus gesättigten Fettsäuren vom Organismus gebildet werden können. Ein Beispiel für eine einfach ungesättigte Fettsäure ist die Ölsäure. Oliven- und Rapsöl sind reich an einfach ungesättigten Fettsäuren.

Zu den essentiellen Fettsäuren zählen die Omega-6-Fettsäuren und die Omega-3-Fettsäuren. Sie werden auch als n-6- und n-3-Fettsäuren bezeichnet. (2)

Passt: Training und Ernährung

Sie als Ausdauersportler können von Ihrer Ernährungsweise profitieren wenn Sie sie an Ihr Training und die damit verbundenen unterschiedlichen physiologischen Vorgänge anpassen. So ist die kohlenhydratbetonte vollwertige Mischkost für Sie per se kein Tabu. Sie sollte jedoch taktisch wohl platziert eingesetzt werden. Bezüglich der drei Hauptnährstoffe nehmen die Kohlenhydrate einen besonderen Stellenwert in der Sporternährung ein. Nicht umsonst werden sie als Treibstoff für unseren Organismus bezeichnet. Sie werden schnell verdaut und in den Körper aufgenommen. Außerdem liefern sie mehr Energie pro Zeiteinheit als Fette und sind somit die primäre Energiequelle für sämtliche intensive körperliche Belastungen. Das bedeutet, wer körperlich intensive Arbeit verrichtet und dafür viel Energie benötigt, benötigt um diese Arbeit aufrechtzuerhalten Treibstoff in Form von Kohlenhydraten. Besonders im Bereich von Ausdauersportarten spielt die optimale Versorgung mit Kohlenhydraten gerade in der direkten Wettkampfvorbereitung und an Wettkampftagen eine große Rolle. Zum einen um Ihre Glykogenspeicher während der direkten Wettkampfvorbereitung in der Muskulatur und in der Leber zu füllen. Zum anderen um ihrem Organismus während des Wettkampfes ausreichend und schnell Energie zur Verfügung zu stellen und die Speicher zu schonen. Aber auch im Trainingsalltag sind sie ein wertvoller Nährstoff –

vorausgesetzt es stehen intensive Belastungen auf dem Programm. (3)

Fett bringt Ausdauer

Als Basiskost und im Trainingsalltag während extensiven Belastungen empfiehlt sich ganz klar die fetteiweißbetonte Ernährungsweise. Das gilt vor allem für die verschiedenen Ausdauersportarten wie Triathlon, dem Radsport und auch das Laufen. Denn während der hier dominierenden extensiven Belastungen reichen die Fette für die Energiebereitstellung vollkommen aus. Dazu kommt, dass Ihre Fettspeicher nahezu unbegrenzt Energie liefern können. Im Ausdauersport gilt zudem: je besser der Fettstoffwechsel trainiert ist, desto besser ist das Ausdauerleistungsvermögen bei Belastungen ab 30-45 Minuten Dauer. Dies ist folgendermaßen zu verstehen: Während Langzeitausdauerbelastungen wird die Energie im Organismus auf aerobem Wege, das heißt unter der Verwendung von Sauerstoff, bereitgestellt. Dazu kann der Organismus Fett oder auch Kohlenhydrate als Energieträger verstoffwechseln. Der Vorteil der Fette gegenüber den Kohlenhydraten ist, sie können im Organismus fast unbegrenzt gespeichert werden. Die Kohlenhydratspeicher in Muskulatur und Leber hingegen sind begrenzt. Je besser Ihr Fettstoffwechsel nun trainiert ist, desto länger kann ihr Organismus die Kohlenhydratspeicher schonen und desto länger werden Sie in der Lage sein Ihre

Arbeit aufrechtzuerhalten. Wenn Sie Ihre Ausdauerleistungsfähigkeit also optimieren wollen, muss Ihr Ziel darin liegen, Ihren Fettstoffwechsel optimal zu trainieren. Kohlenhydratknappheit ist also der Notwendige Trainingsreiz, damit der Stoffwechsel verstärkt Fette als Energiequelle nutzt. Ihre Muskeln werden im Laufe der Zeit ihr System der Fettverbrennung mit allen dazugehörigen Enzymen optimieren. Dies mündet in der Fähigkeit, auch immer höhere Belastungsintensitäten noch durch Fettverbrennung abdecken zu können. Einige unter Ihnen werden sich nun fragen warum dies überhaupt nötig ist, denn, wer genügend Kohlenhydrate zuführt, der braucht keinen Turbo-Fettstoffwechsel! Dies ist in der Tat richtig, wenn der Muskulatur während körperlicher Belastung mengenmäßig ausreichend Kohlenhydrate zugeführt werden können, so dass kontinuierlich überwiegend Kohlenhydrate als Brennstoff dienen. Die Praxis zeigt jedoch anderes. Athleten sind selten im Stande die benötigten Mengen an Kohlenhydraten während der Belastung komplett aufzunehmen. Selbst wenn sie im Training damit klar kommen, steigt das Versorgungsdefizit oftmals mit zunehmender Belastungsdauer an. Hinzu kommt, dass die Wettkampfsituation ihrerseits die Organisation der gezielten Kohlenhydratzufuhr erschwert. Die böse Überraschung erleben „Kohlenhydratfanatiker" dann meistens im Wettkampf. Ausschließlich auf Kohlenhydratverbrennung getrimmt, vermindert sich die Leistung schlagartig mit dem Eintreten geringer Kohlenhydratverfügbarkeit. Ein trainierter Fettstoffwechsel wird sich also im Wettkampf auszahlen! (3)

Fachsprache leicht gemacht

Cholesterin – auch als Cholesterol ist in tierischen Nahrungsmitteln enthalten. Es wird vom menschlichen Organismus benötigt, kann von ihm in der Leber syntetisiert werden und übernimmt zahlreiche wichtige Funktionen. Man unterscheidet zwischen HDL-Cholesterin und LDL-Cholesterin.

EPA – Omega-3-Fettsäure Eicosapentaensäure ($C_:5$ ω-3); wichtiger Bestandteil der Zellmembranen. Gewebshormon beeinflusst Gerinnungs-, Entzündungs- und Immunfunktionen.

DHA – Omega-3-Fettsäure ($C_:6$ ω-3) siehe EPA. DHA kommt zusätzlich im Nervengewebe und in der Augennetzhaut vor.

Fazit

Ernährung und Bewegung sind gemeinsam wichtige Faktoren wenn es um Gesundheit und Gewichtsmanagement geht. Übertreiben Sie es jedoch nicht und trainieren Sie abwechslungsreich und mit verschiedenen Trainingsmethoden. Kraft- und Ausdauertraining können eine Bereicherung sein und helfen Ihnen im Alltag belastbarer zu bleiben und gesund zu leben. Eine gesunde Basisernährung muss Fette beinhalten und darf leicht kohlenhydratreduziert ausfallen. Hand in Hand gehen, muss eine solche Umstellung mit einem persönlichen Trainingsprogramm, das inhaltlich auf Ihre Ziele und Möglichkeiten abgestimmt ist! Wenn Sie sich dann noch in Geduld üben und sich realistische Ziele setzen, erreichen Sie das wichtigste Ziel: Sie leben gesund!

Literatur:

1. Gunder & Worm (2011). Mehr Fett – Warum wir mehr Fett brauchen um gesund und schlank zu sein. Lünen: Systemed Verlag
2. Opoku-Afari, Worm & Lemberger (2009). Mehr vom Sport! Low-Carb und LOGI in der Sporternährung. Lünen: Systemed Verlag
3. Sandig & Jochum (2010). Praxishandbuch Ernährung – So essen Sie sich fit. Bonn: Orgenda Sportfachverlag